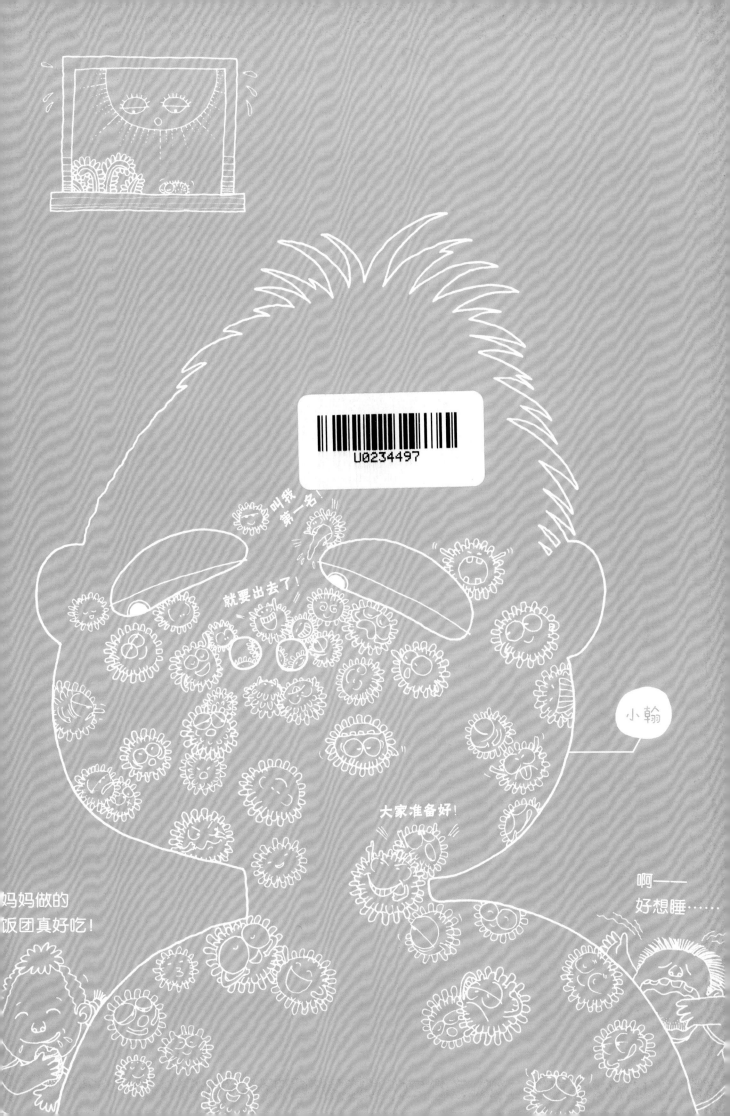

审订者简介

陈世翔 医师

瑞信儿童医疗基金会第五届儿童医疗贡献奖儿科新锐奖得奖人

长庚大学医学系小儿科助理教授

林口长庚医院儿童血液肿瘤科副教授级主治医师

郭贞孍 医师

长庚大学医学系小儿科助理教授

林口长庚医院儿童感染科助理教授级主治医师

谢雪兰 医师

河北大学附属医院儿科主任医师，从事儿科临床与教学工作 30 余年。

虾米妈咪

中国医师协会健康传播工作委员会委员

中国科普作家协会医学科普专委会委员

中国生命关怀协会医院人文专委会委员

中华预防医学会儿童保健分会环境与儿童健康学组委

作者简介

陈月文、方恩真

为病童说故事的陈月文，与儿科专科护理师方恩真，在林口长庚儿癌病房互助合作十一年，一个用故事温暖病童的心，一个用护理专业帮助病童康复。她们共同创作了跨越生命困境的少年小说《勇敢的光头帮》，以及传递健康概念的《走开，流感病毒》《我不怕肠道病毒》（以上皆为小鲁文化出版），希望透过各种不同类型与题材的创作，传达对孩子们身体和心灵的关怀。

绘者简介

黄志民、黄舞荻

黄志民喜欢睁大眼睛看这个世界的美好，喜欢埋首案头画出心想的图像；画呀、画呀，就从年轻画到头发渐白，画呀、画呀，希望笔下的线条与色彩，为心灵增添喜悦和温暖。

黄舞荻认为能制作线条、色彩与故事的工作是最棒的，画完山一般的小花之后依然如此深信。

图书在版编目（CIP）数据

走开，流感病毒 / 陈月文, 方恩真文 ; 黄志民, 黄舞荻图. — 北京 : 北京理工大学出版社, 2020.3

（小鲁儿童健康绘本）

书名原文: 流感大作战

ISBN 978-7-5682-8115-7

Ⅰ.①走… Ⅱ.①陈… ②方… ③黄… ④黄… Ⅲ.①流感病毒—儿童读物 Ⅳ.①R373.1-49

中国版本图书馆CIP数据核字(2020)第013090号

北京市出版局著作权合同登记号图字: 01-2019-5555

本书简体中文版权由小鲁文化事业股份有限公司授权出版© 2020 HSIAO LU PUBLISHING CO. LTD.

出版发行 / 北京理工大学出版社有限责任公司

社　　址 / 北京市海淀区中关村南大街5号

邮　　编 / 100081

电　　话 / （010）68913389（童书出版中心）

网　　址 / http://www.bitpress.com.cn

经　　销 / 全国各地新华书店

印　　刷 / 北京尚唐印刷包装有限公司

开　　本 / 880毫米×1230毫米　1/16

印　　张 / 2.5

字　　数 / 40千字

版　　次 / 2020年3月第1版　2020年3月第1次印刷

定　　价 / 58.00元

责任编辑 / 姚远芳

特约编辑 / 刘英佳

责任校对 / 周瑞红

责任印制 / 王美丽

图书出现印装质量问题，请拨打售后服务热线，本社负责调换

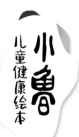

小鲁
儿童健康绘本

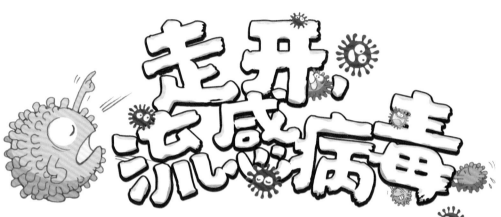

走开，流感病毒

文　陈月文·方恩真

图　黄志民·黄舞荻

北京理工大学出版社
BEIJING INSTITUTE OF TECHNOLOGY PRESS

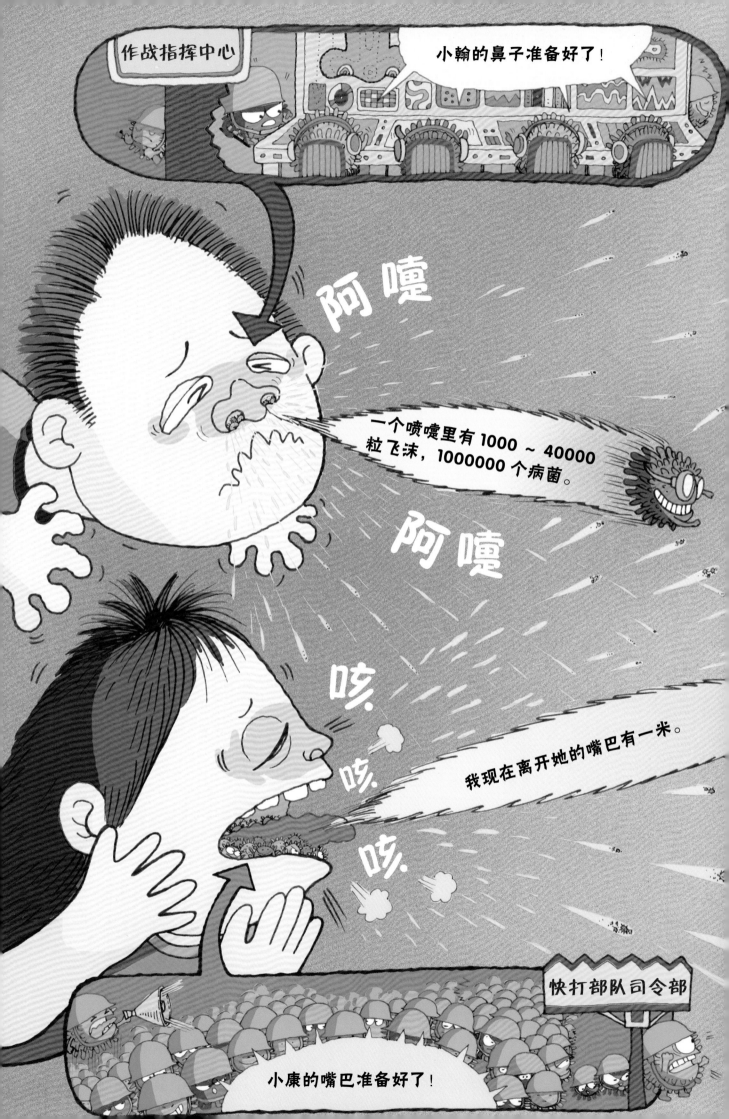

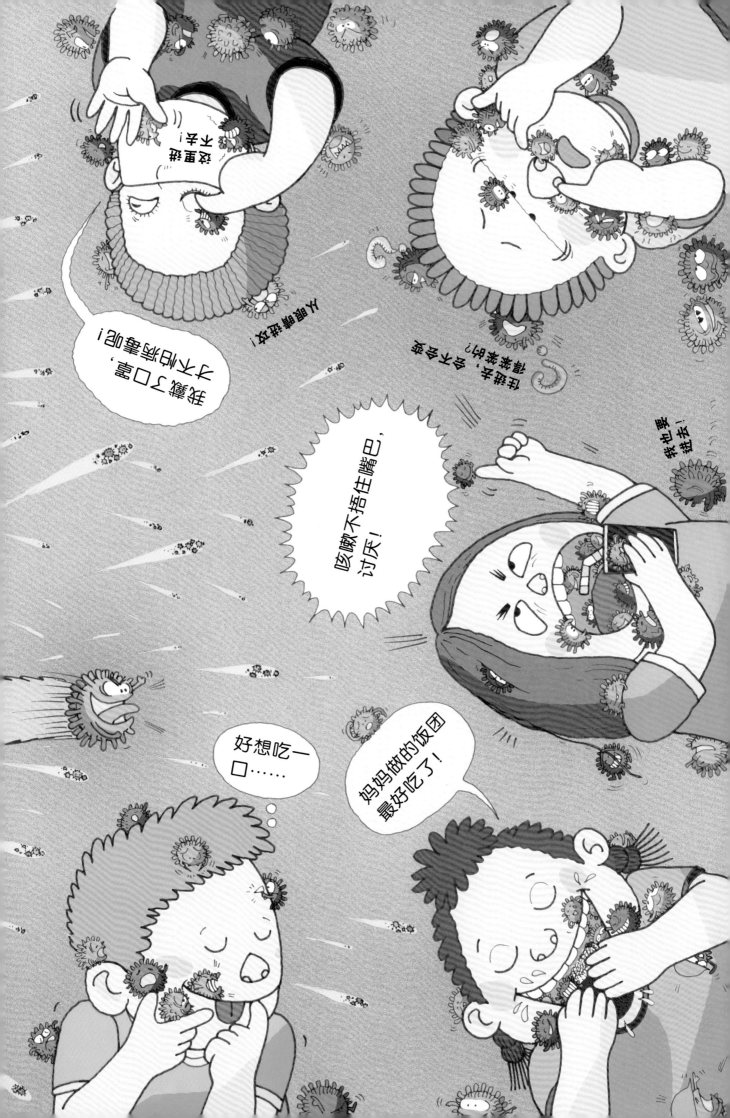

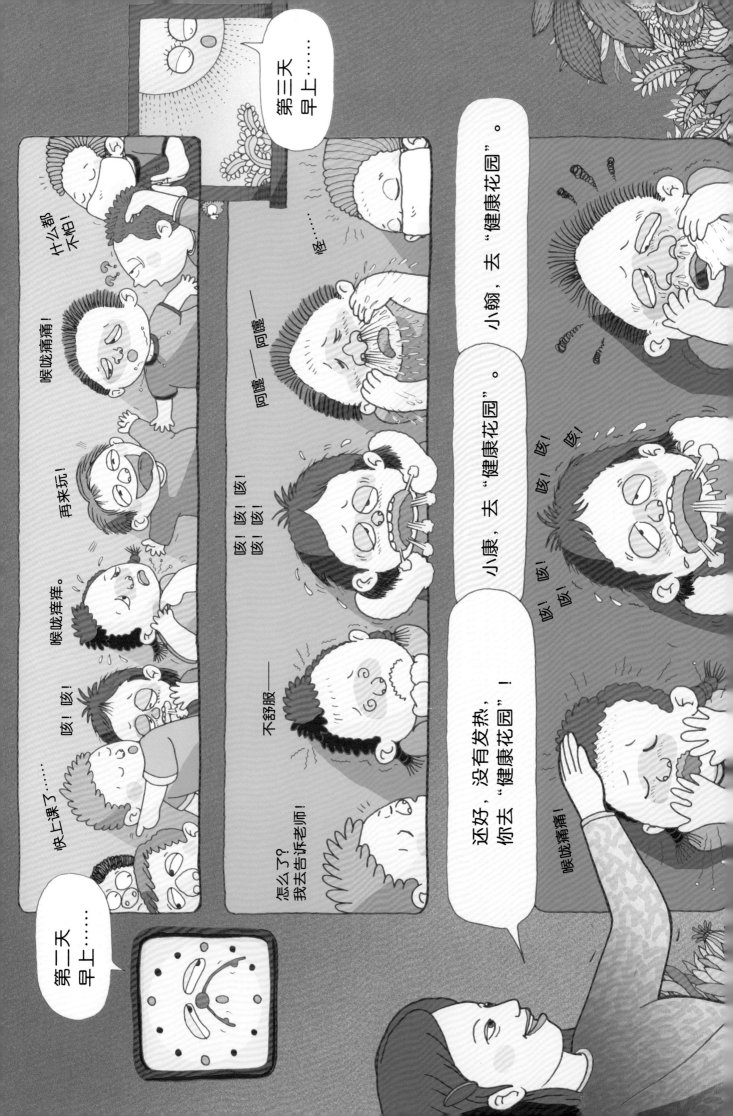

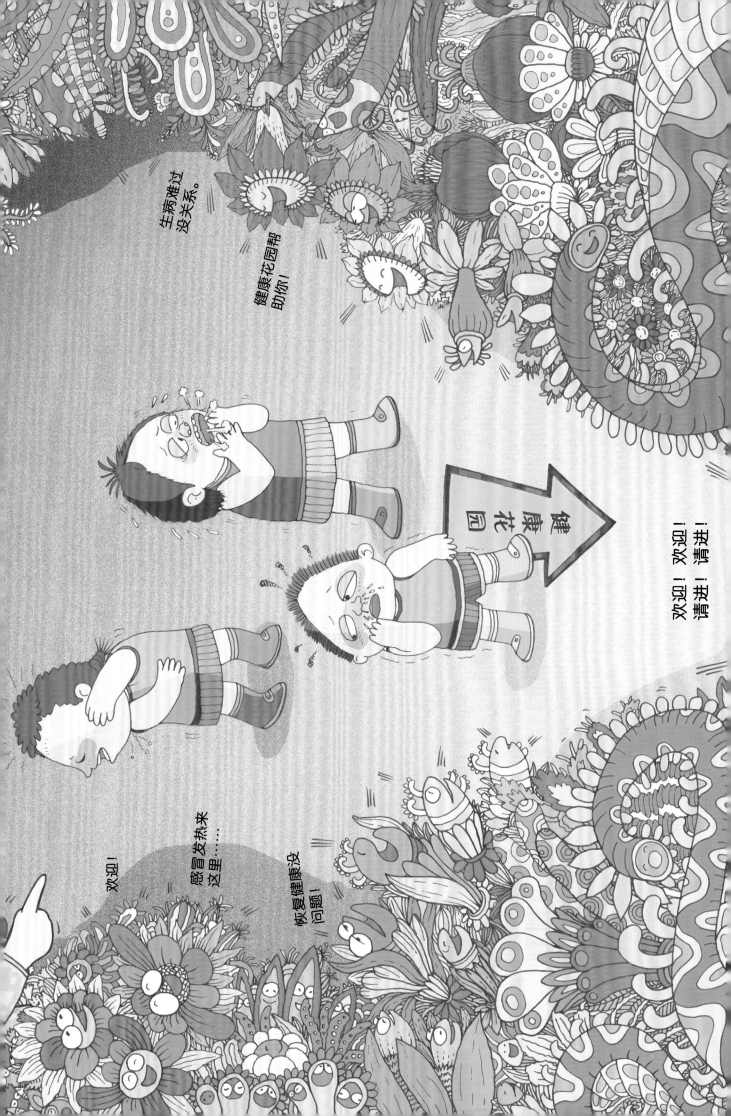

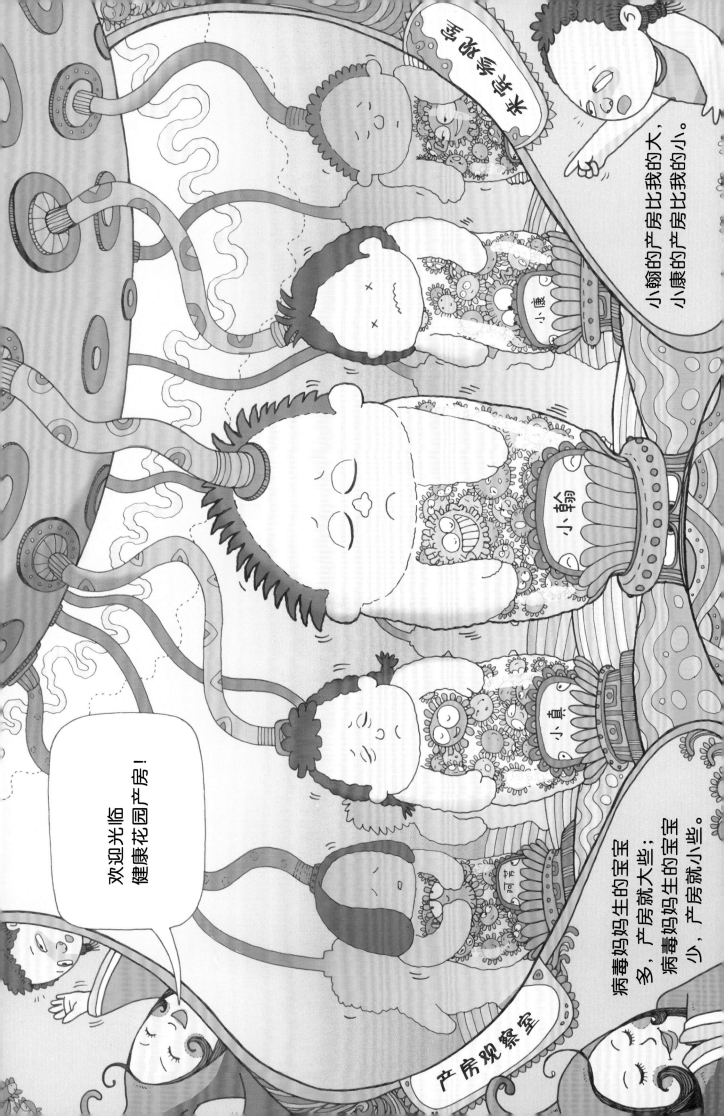

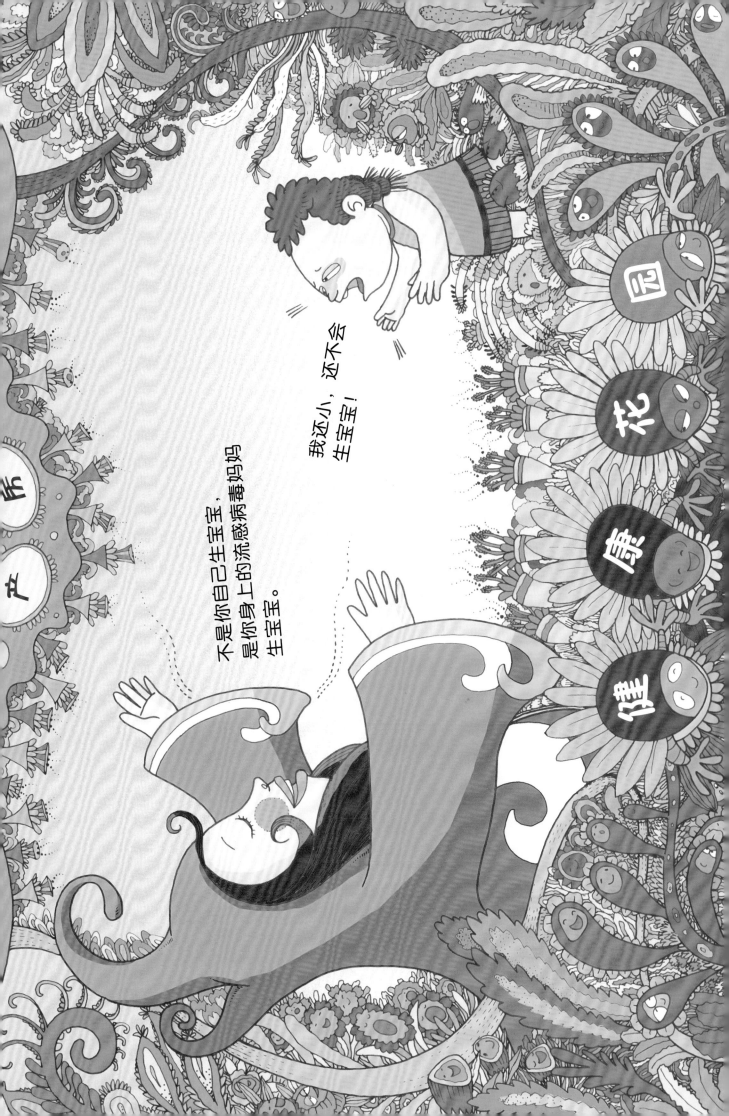

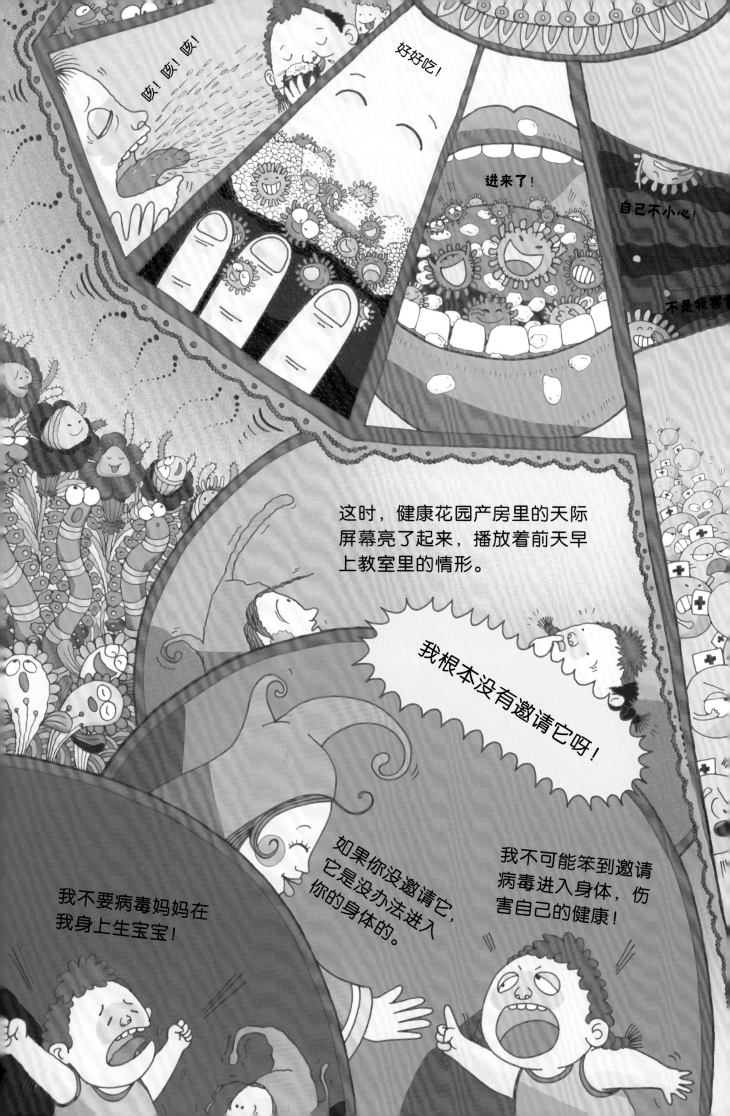

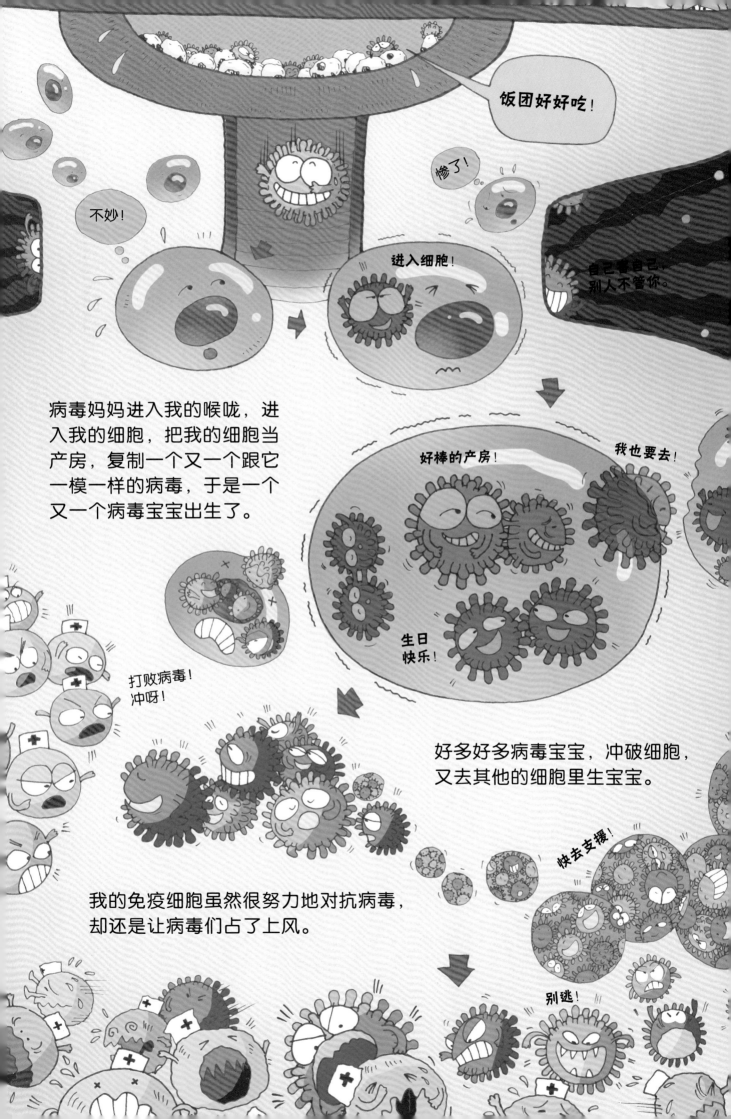

病毒妈妈进入我的喉咙，进入我的细胞，把我的细胞当产房，复制一个又一个跟它一模一样的病毒，于是一个又一个病毒宝宝出生了。

好多好多病毒宝宝，冲破细胞，又去其他的细胞里生宝宝。

我的免疫细胞虽然很努力地对抗病毒，却还是让病毒们占了上风。

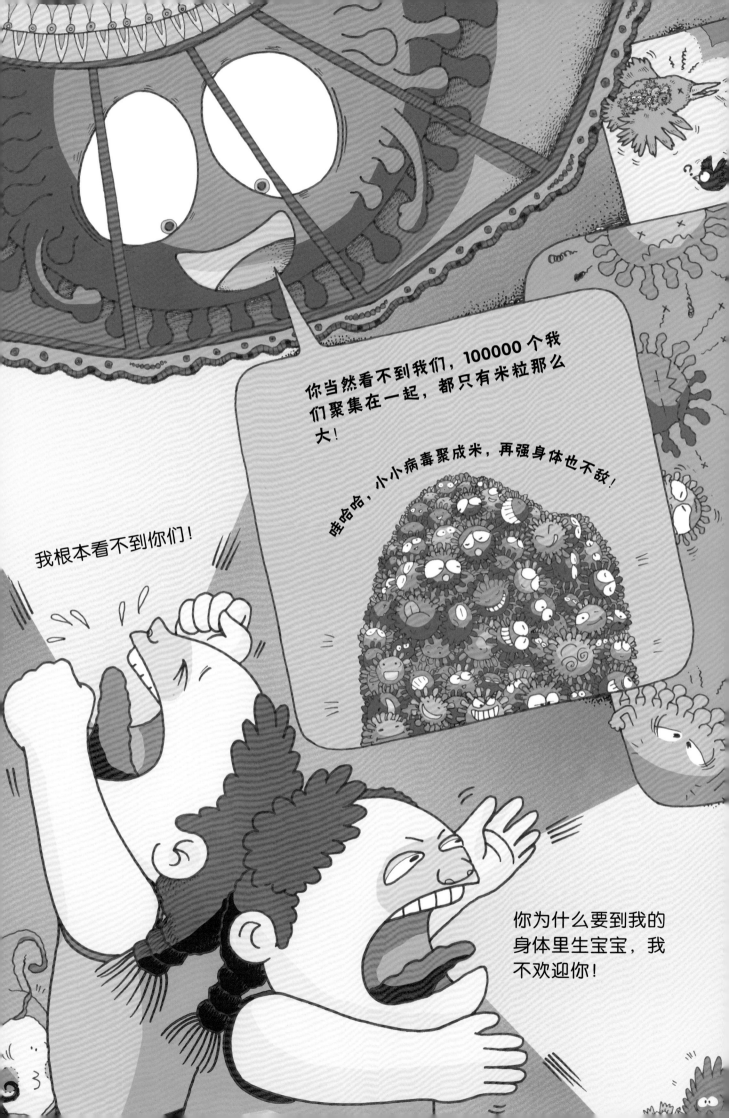

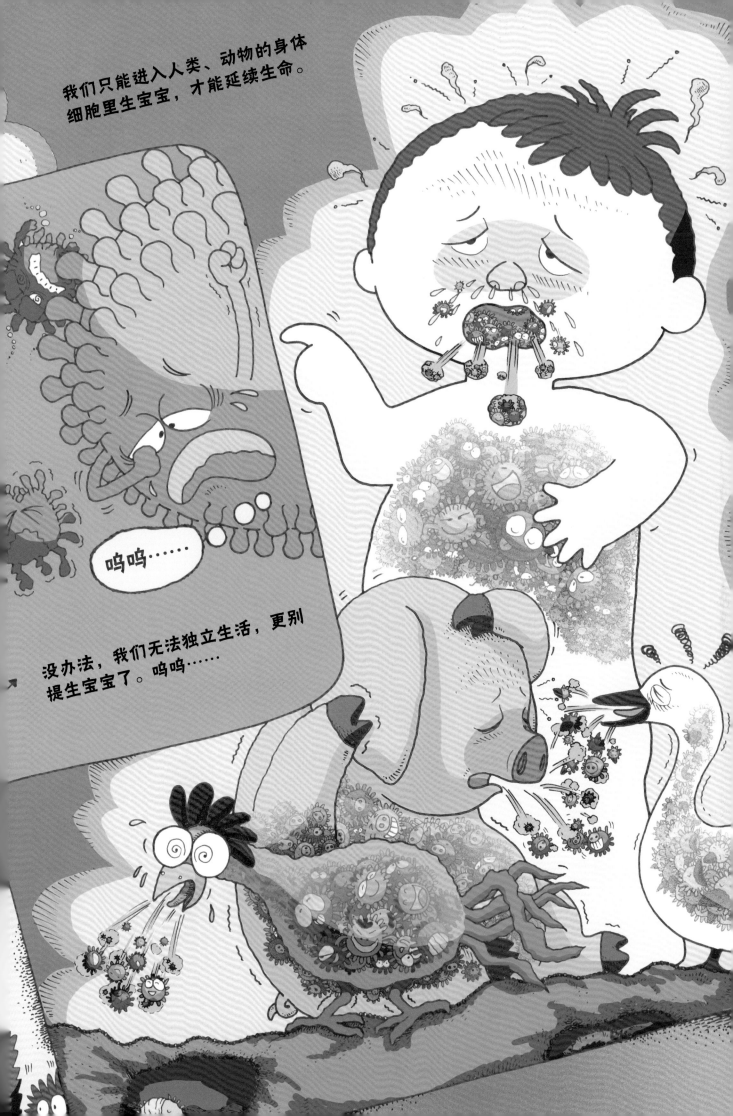

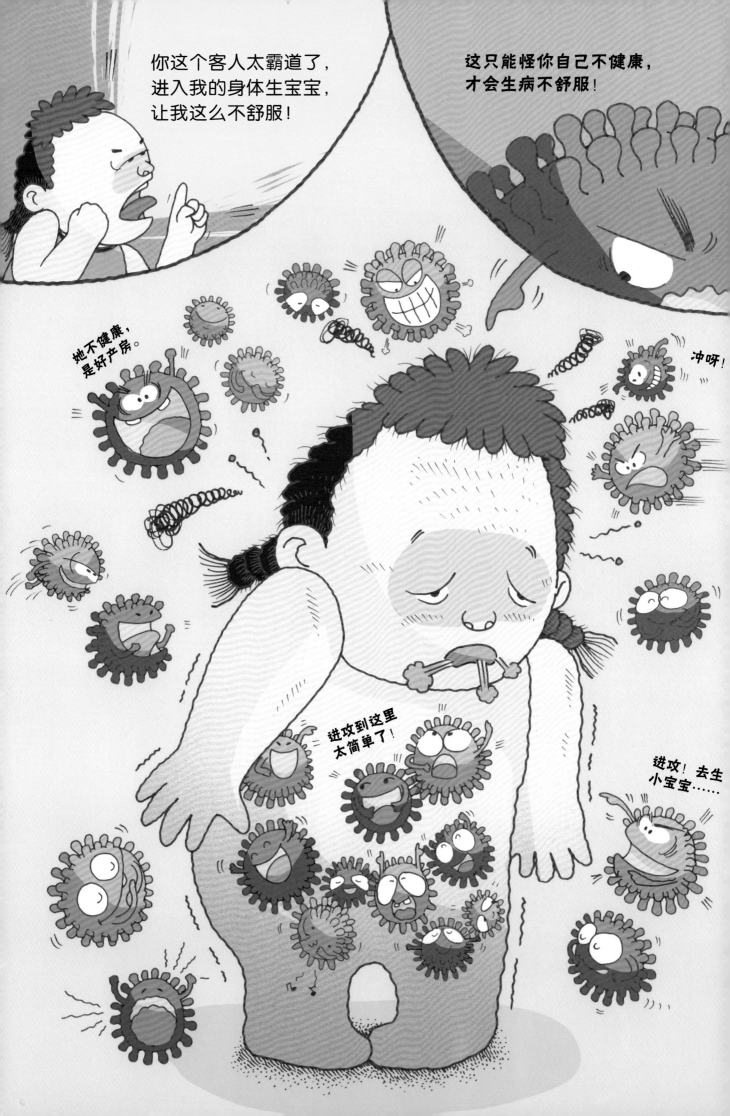

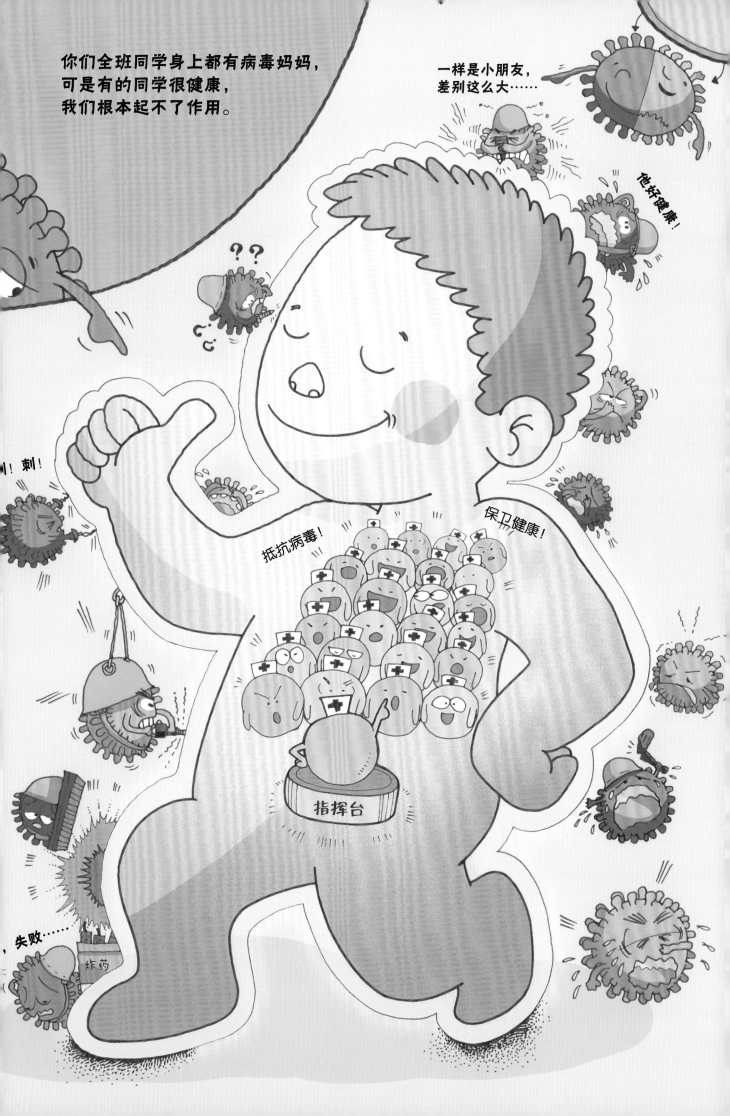

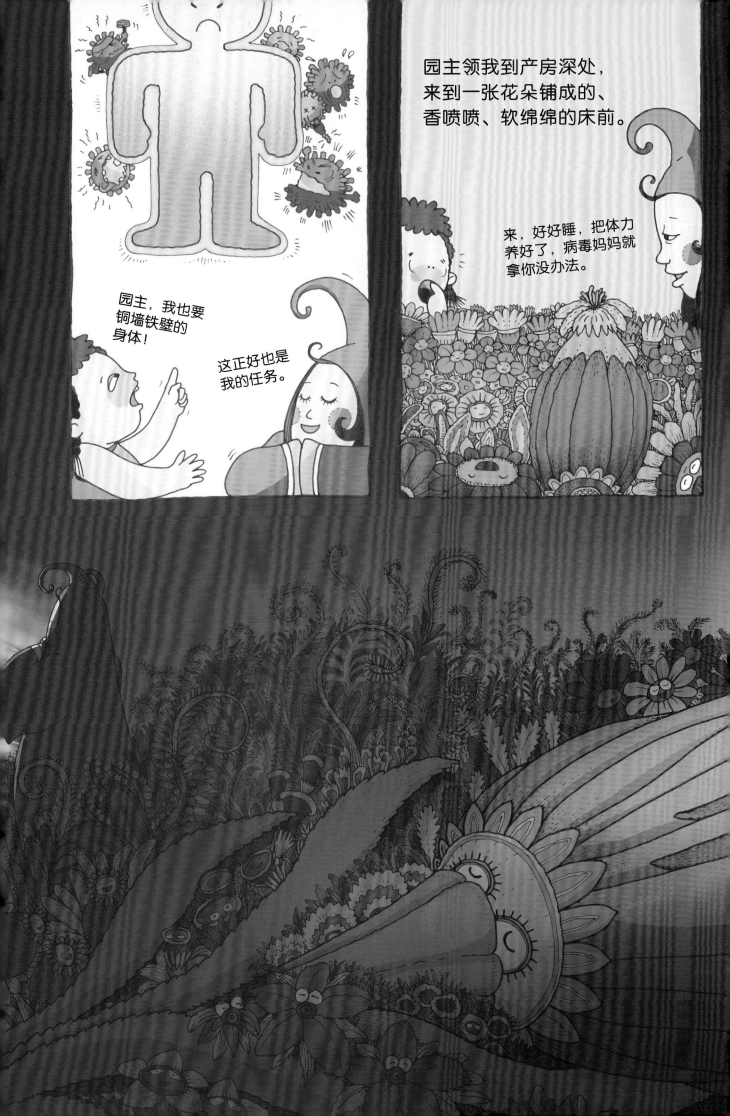

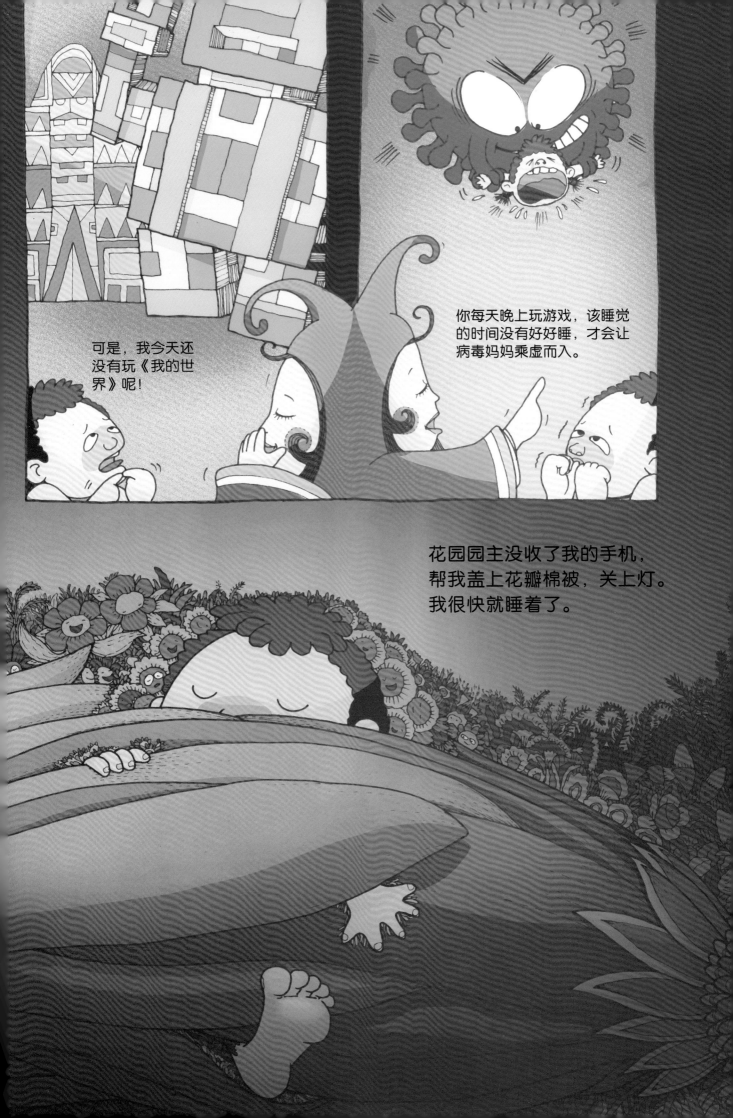

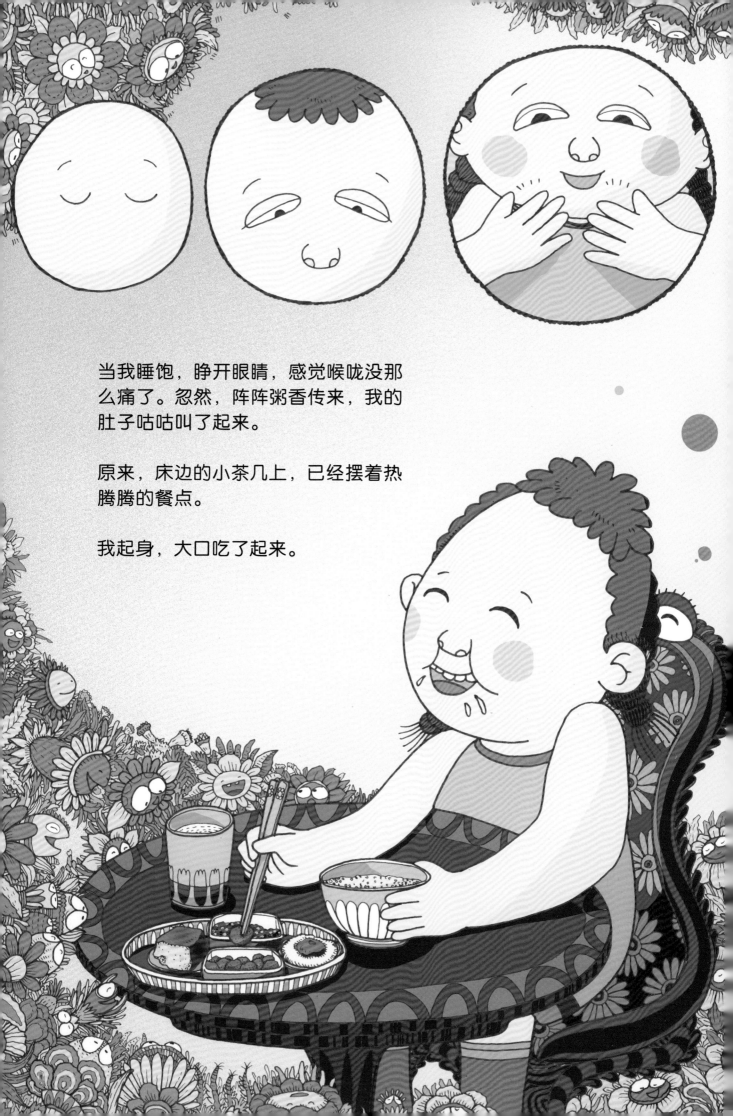

当我睡饱，睁开眼睛，感觉喉咙没那么痛了。忽然，阵阵粥香传来，我的肚子咕咕叫了起来。

原来，床边的小茶几上，已经摆着热腾腾的餐点。

我起身，大口吃了起来。

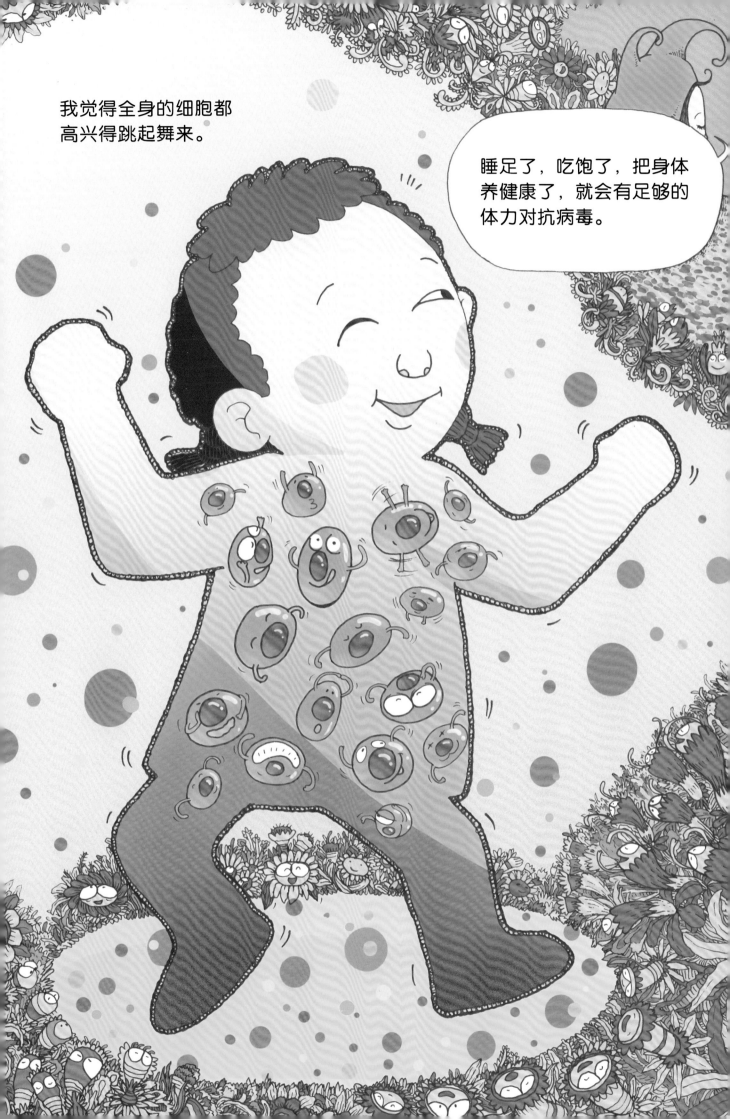

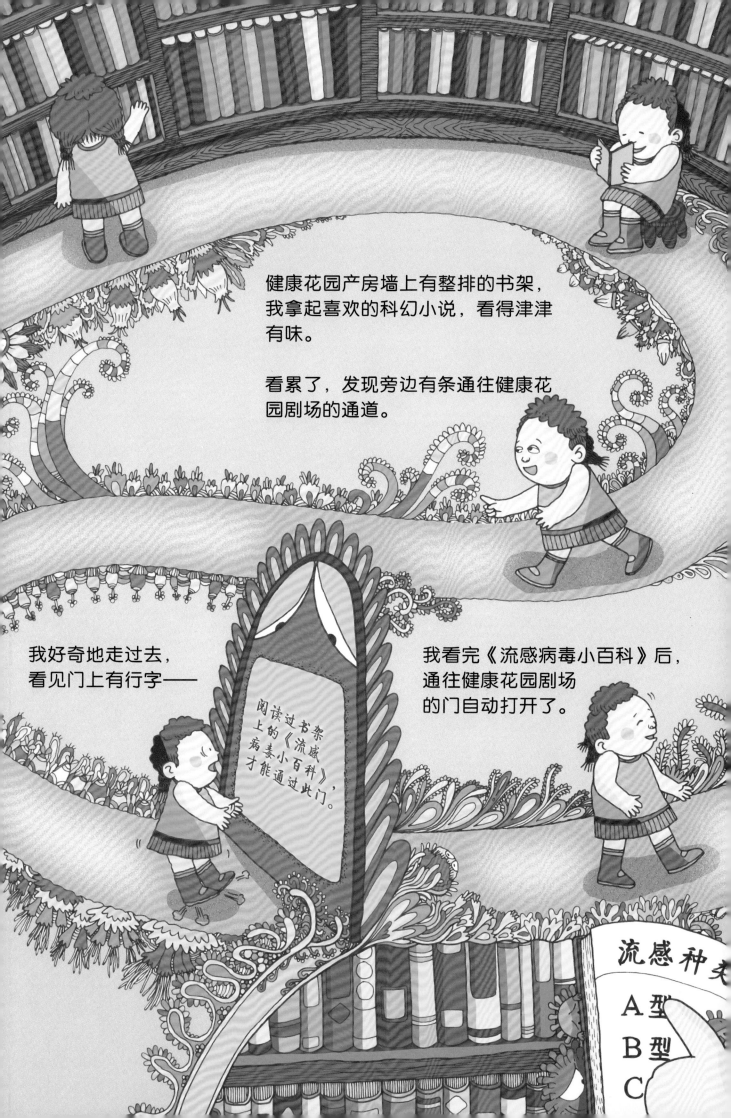

健康花园产房墙上有整排的书架，我拿起喜欢的科幻小说，看得津津有味。

看累了，发现旁边有条通往健康花园剧场的通道。

我好奇地走过去，看见门上有行字——

阅读过书架上的《流感病毒小百科》，才能通过此门。

我看完《流感病毒小百科》后，通往健康花园剧场的门自动打开了。

流感种类

A型

B型

C型

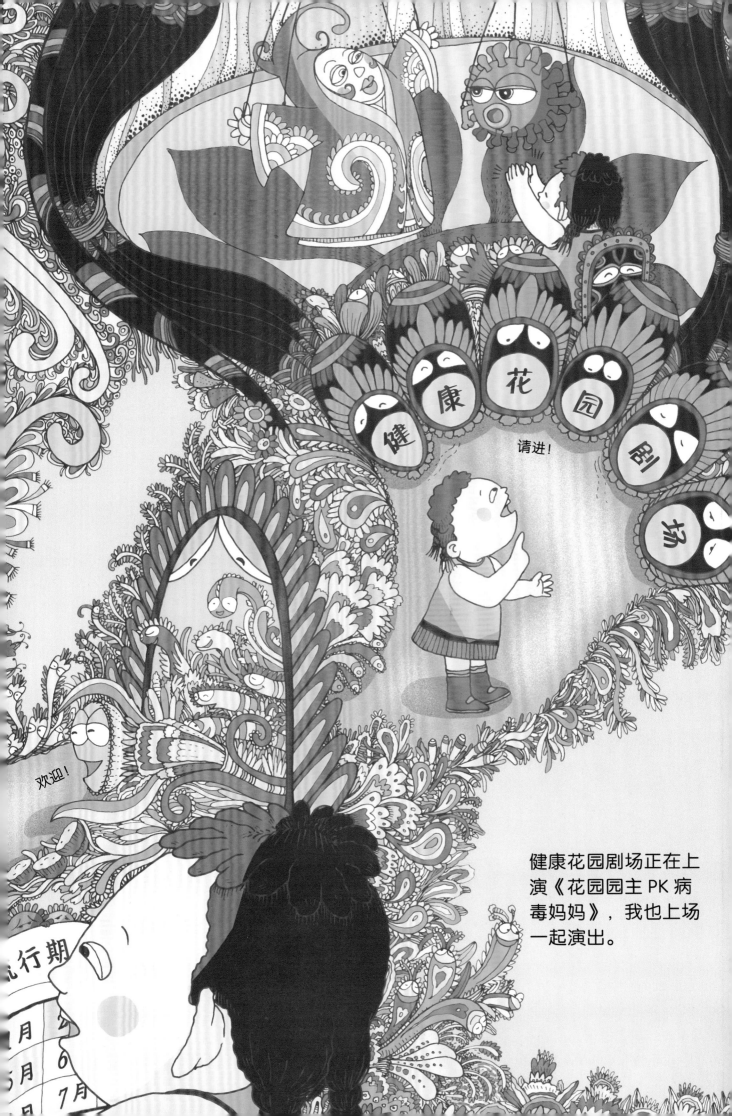

请进!

健康花园剧场

欢迎!

健康花园剧场正在上演《花园园主PK病毒妈妈》，我也上场一起演出。

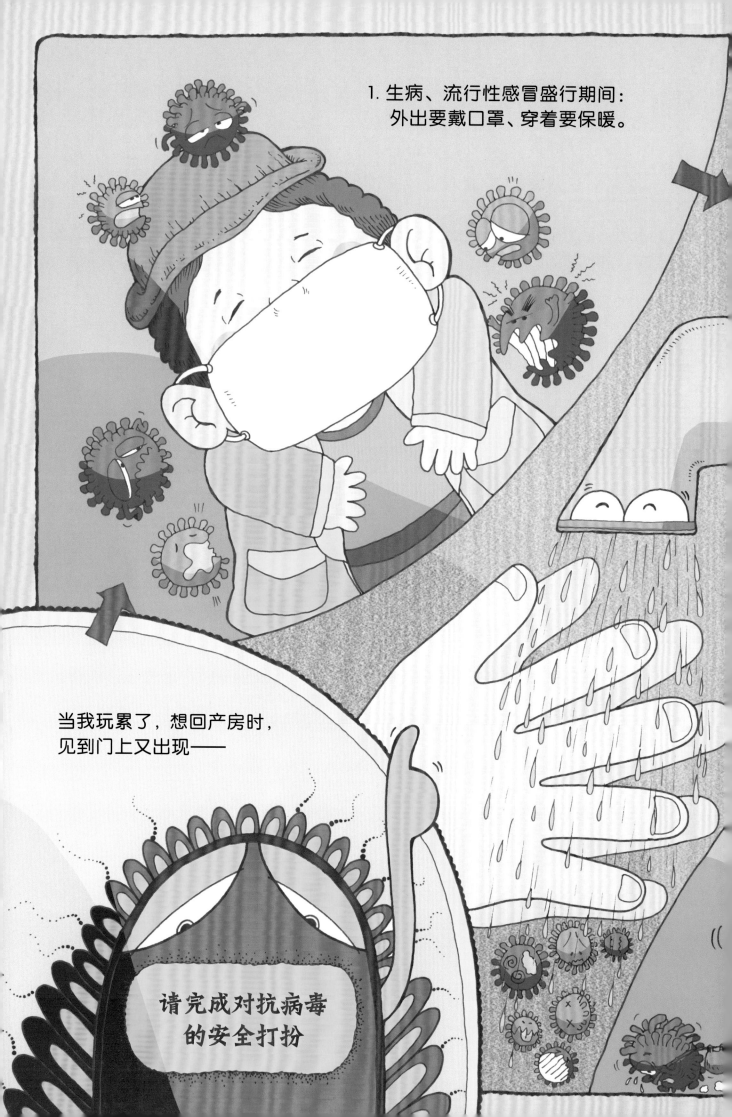

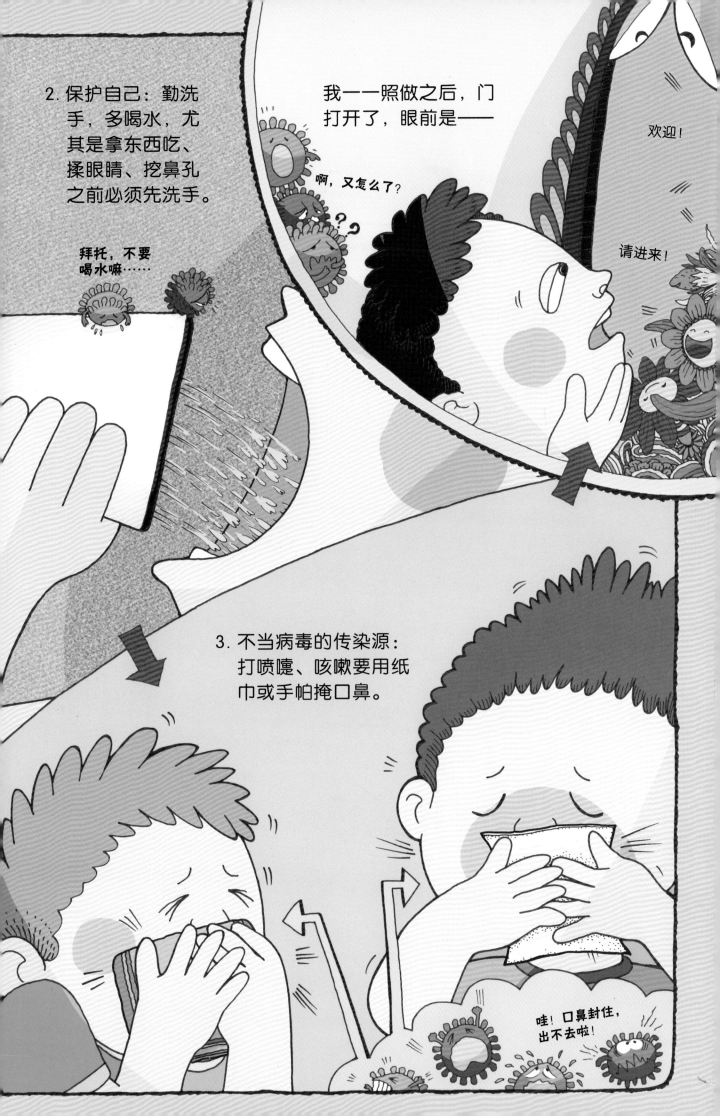

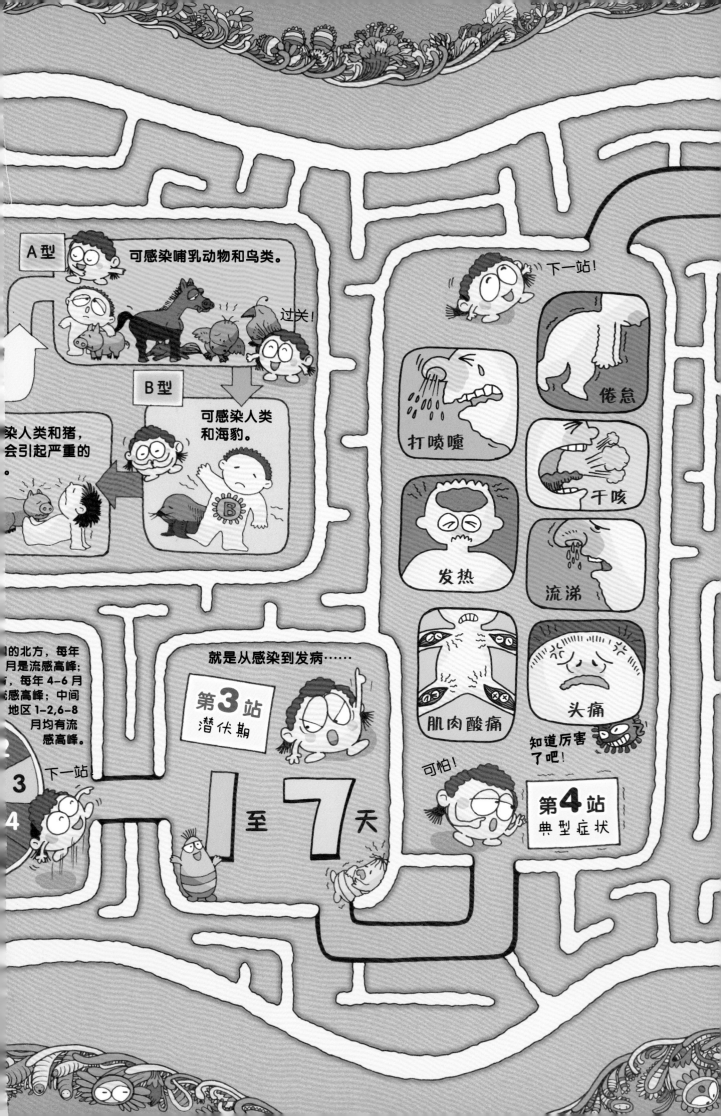

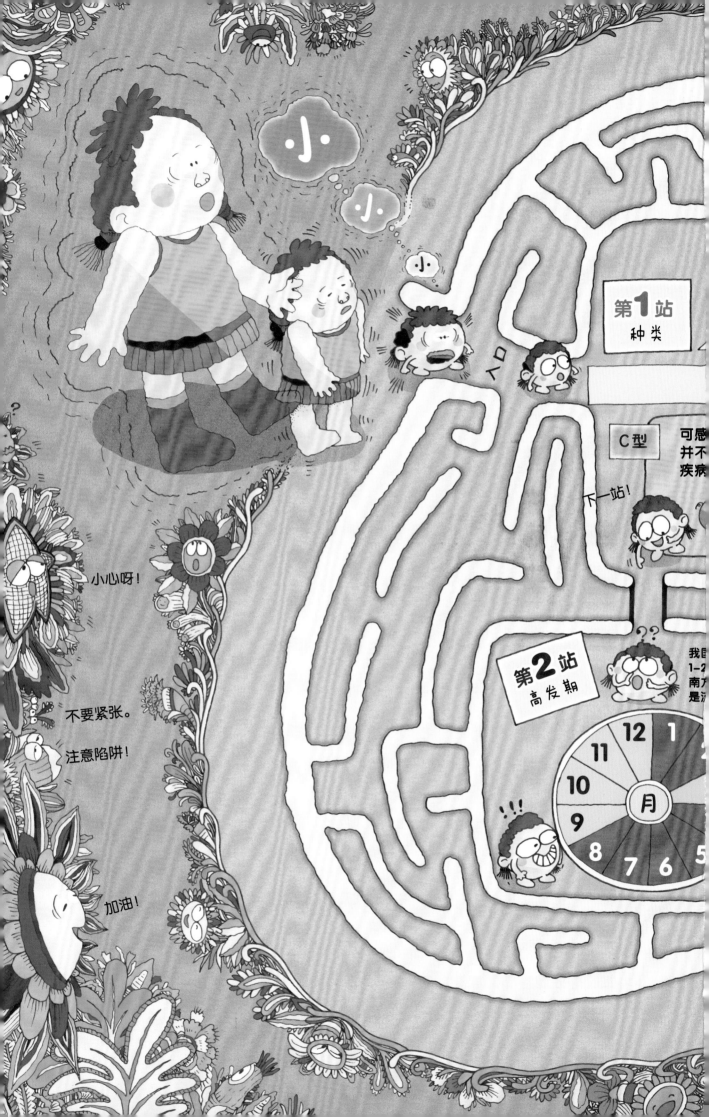

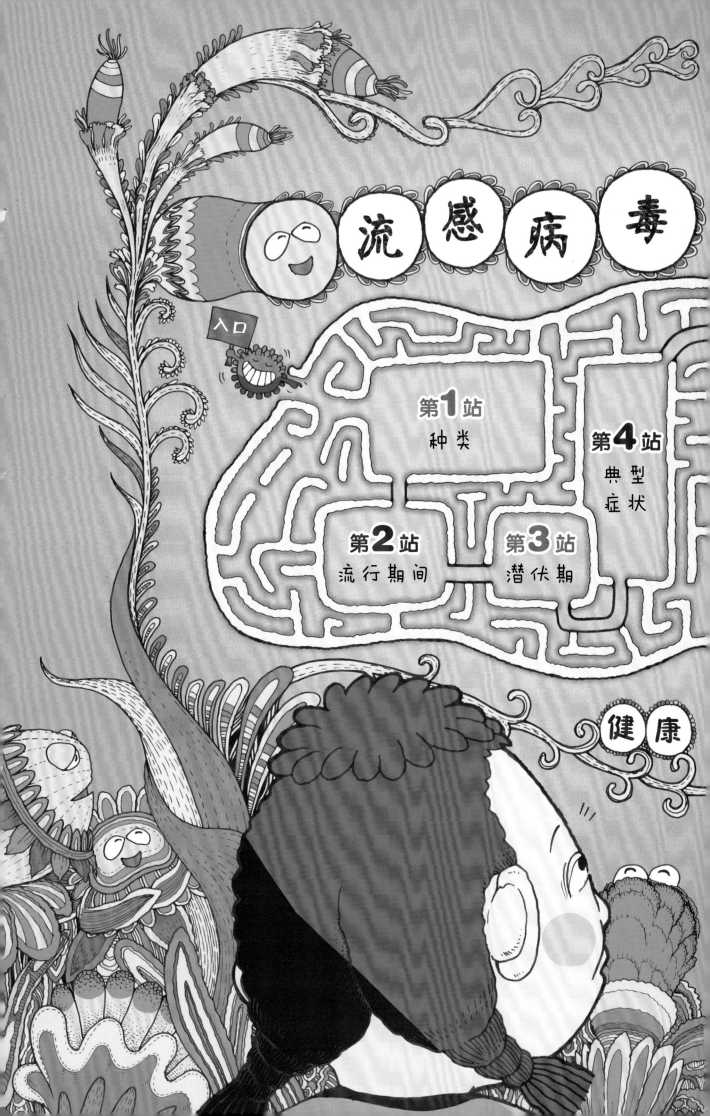

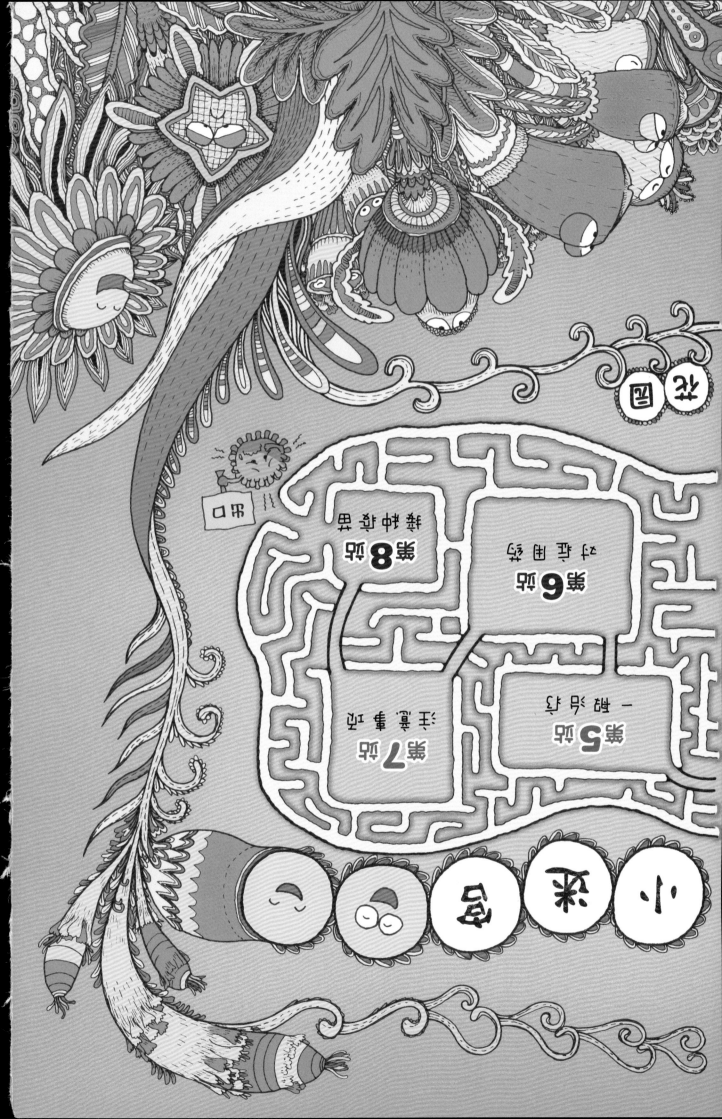

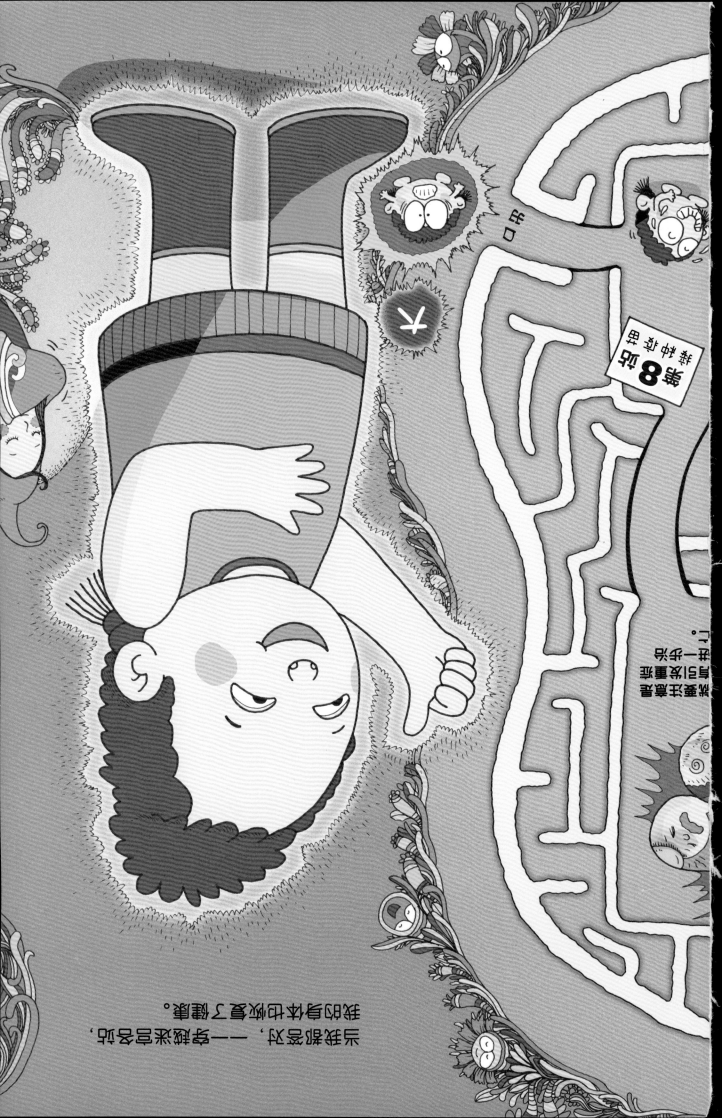

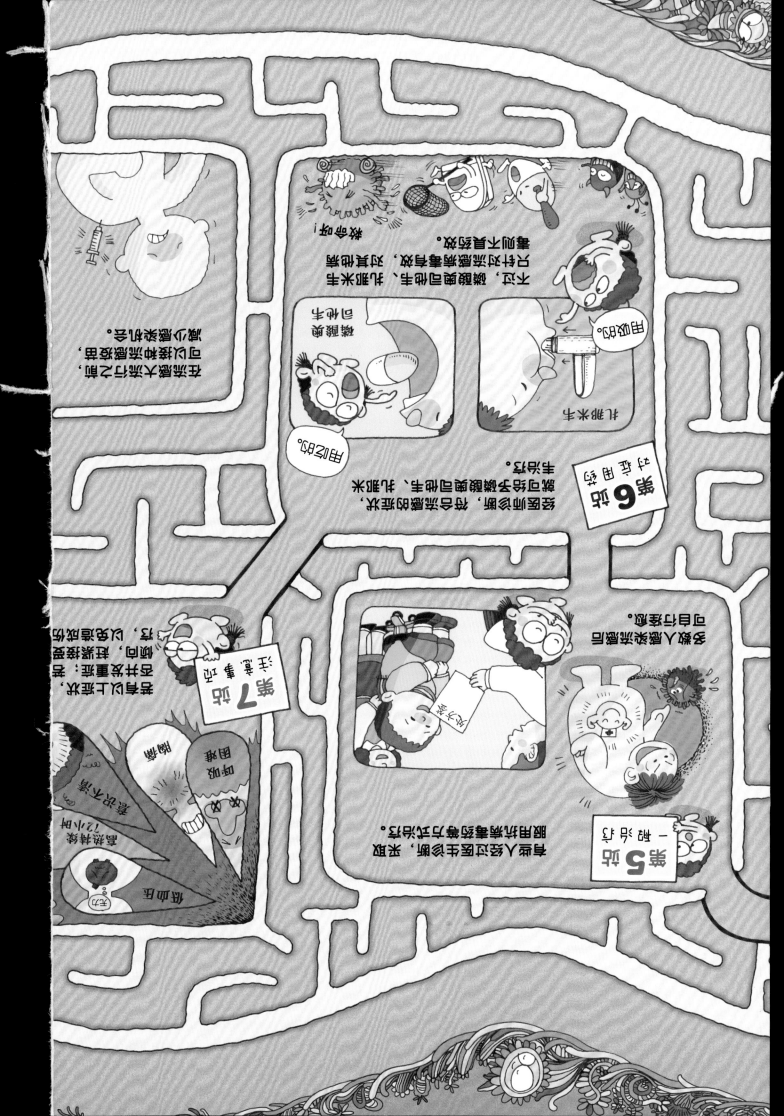

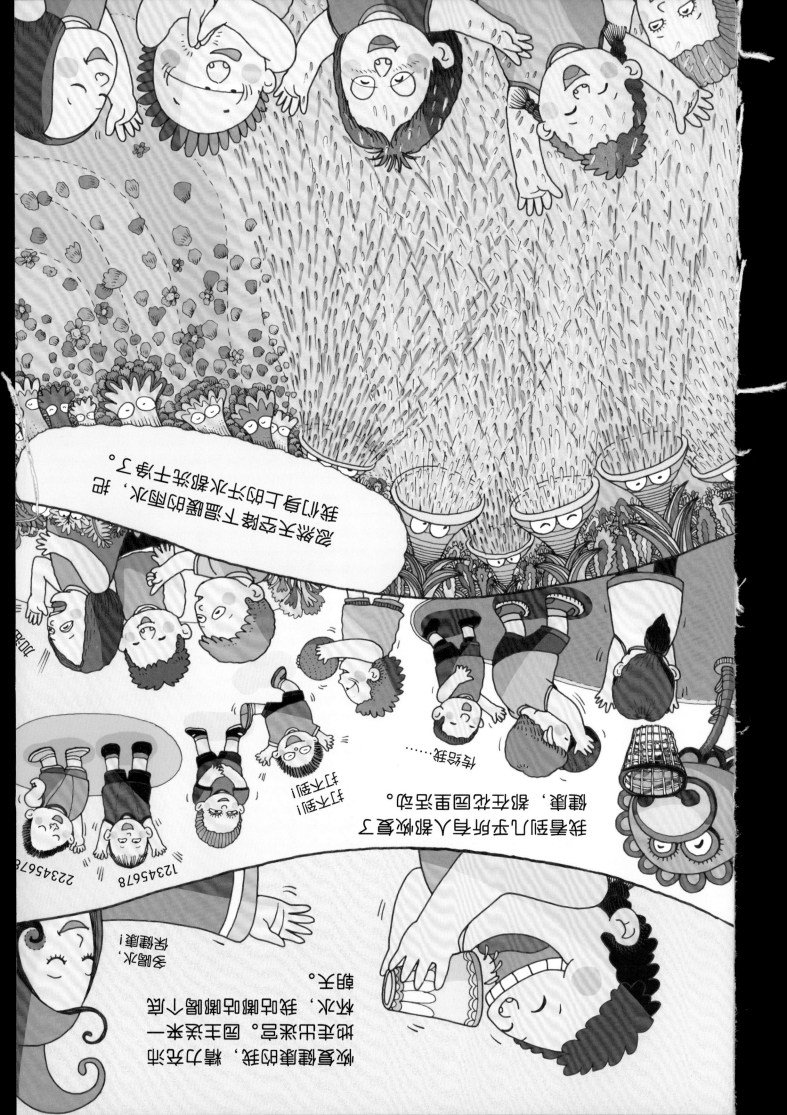

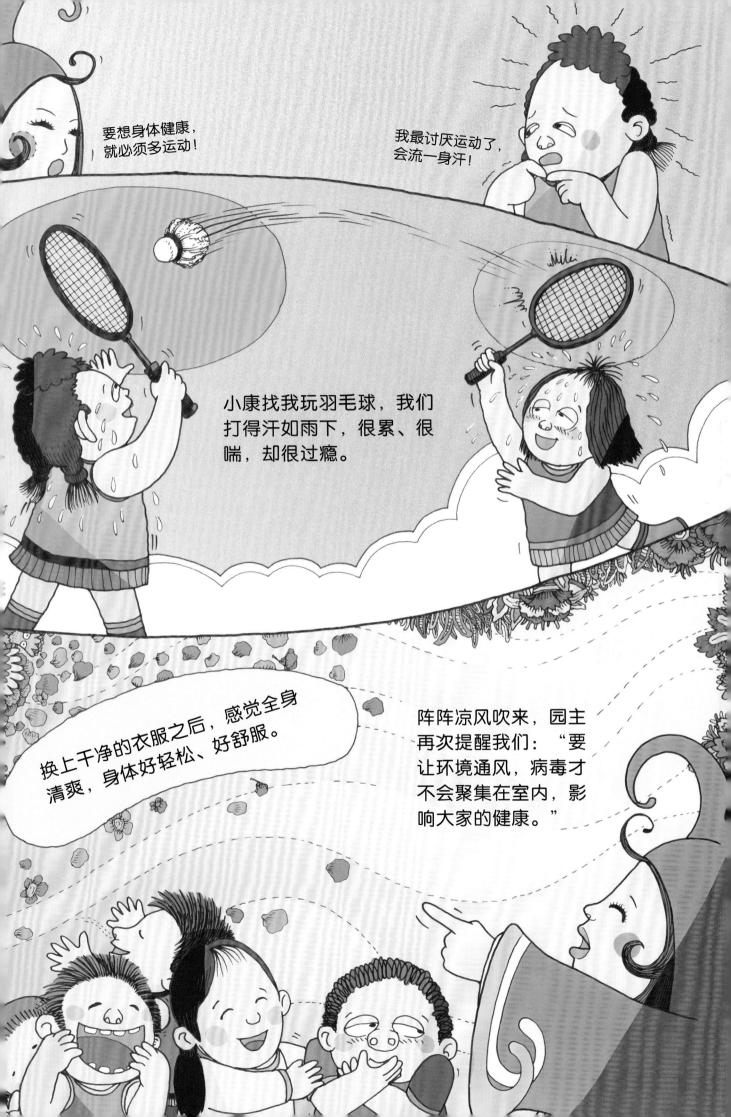

走出健康花园产房，我们每个人都郑重宣誓：

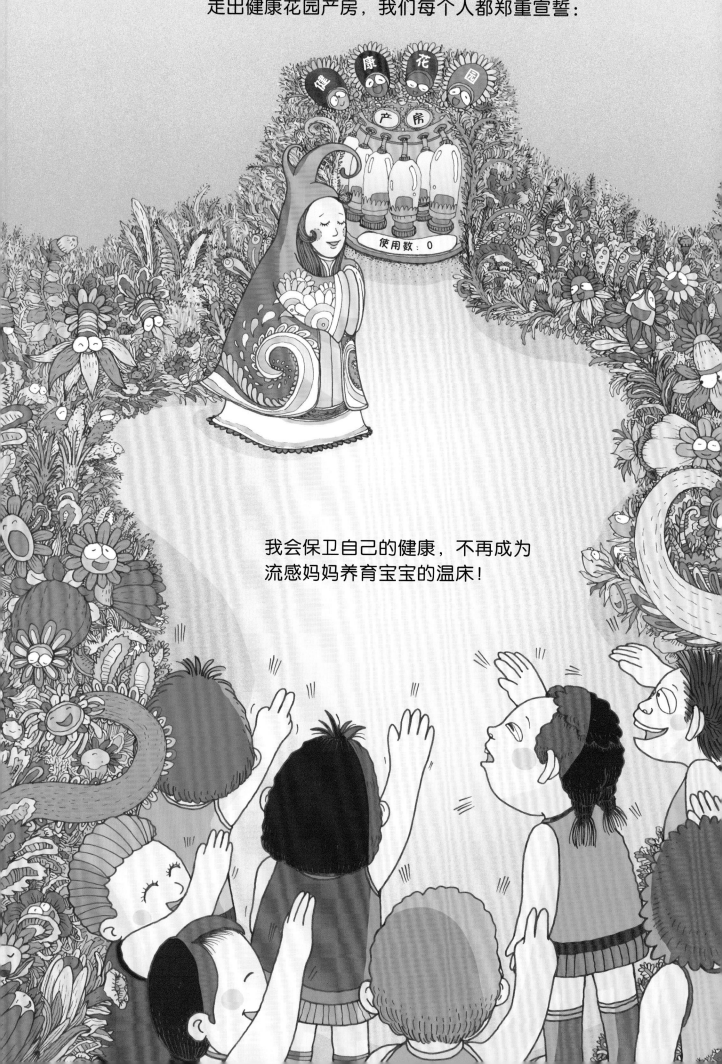

我会保卫自己的健康，不再成为
流感妈妈养育宝宝的温床！

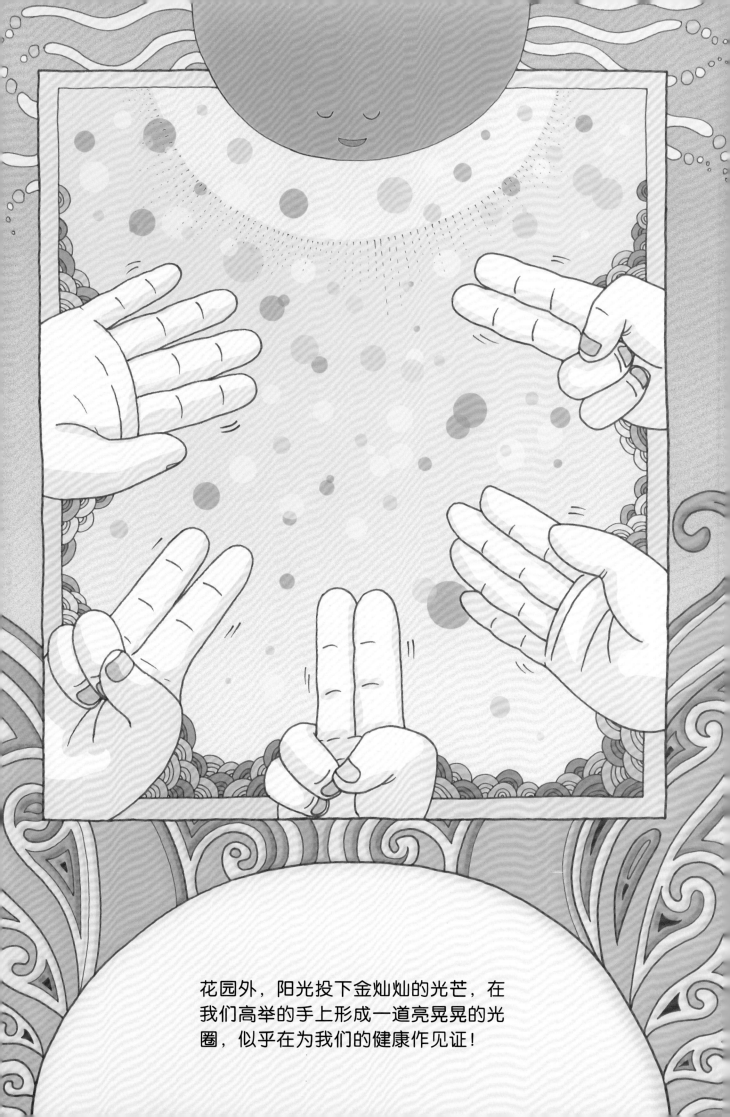

花园外，阳光投下金灿灿的光芒，在我们高举的手上形成一道亮晃晃的光圈，似乎在为我们的健康作见证！

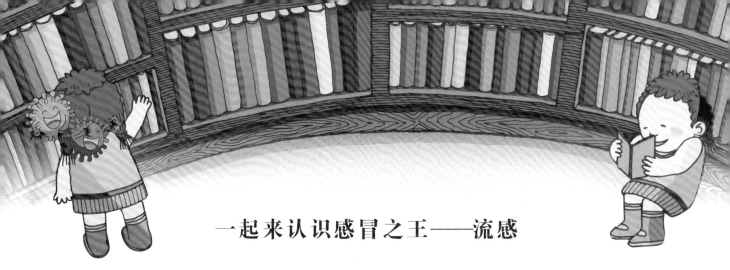

一起来认识感冒之王——流感

文 陈世翔 医师　审订 谢雪兰 医师

"阿嚏！阿嚏！"炎热的夏天一过，"感冒"的相关话题便开始成为日常。很开心《小鲁儿童健康绘本：走开，流感病毒》的出版，让父母和孩子可以透过活泼生动的漫画式图文书，认识这个被称作"感冒之王"的——流感。

流行性感冒多发于秋冬时节，尤其自十月开始，患病人数逐渐上升，至来年三月后才又下降。流感盛行期间，如果孩子出现发热、咳嗽、疲倦等感冒症状时，总令父母们十分忧心。到底流感跟一般感冒有什么不同呢？学校通知小朋友要打流感预防针，应不应该让孩子打呢？

以下是看诊时家长们常提出的流感问题，我们一起来看看。

感冒和流感有什么不同？

Q：流感发热、咳嗽、流鼻水，和一般感冒有何不同？

A：很多种呼吸道病毒感染后都会导致感冒，而流感则是指流行性感冒病毒的感染。感冒与流感都会有呼吸道症状，但流感会引起高热（摄氏39至40度），会让人感觉倦怠，全身无力，想休息睡觉，甚至引起头痛、喉咙痛、肌肉酸痛、鼻塞、流涕、食欲减退等；感冒则通常体温不高，精神活动力影响较小，全身症状轻多以上呼吸道症状为主。

如何接种流感疫苗？

Q：其他的疫苗都不用每年接种，为何流感疫苗每年都要接种呢？

A：流感每年流行的病毒株是不同的，所以每年都必须根据当年世界卫生组织建议更新的病毒株来制作疫苗，重新接种。

Q：孩子有感冒症状，是否要等感冒痊愈才能接种流感疫苗？

A：轻微的感冒症状都不应影响疫苗接种，除非有高热不适，否则应可以正常接种流感疫苗。

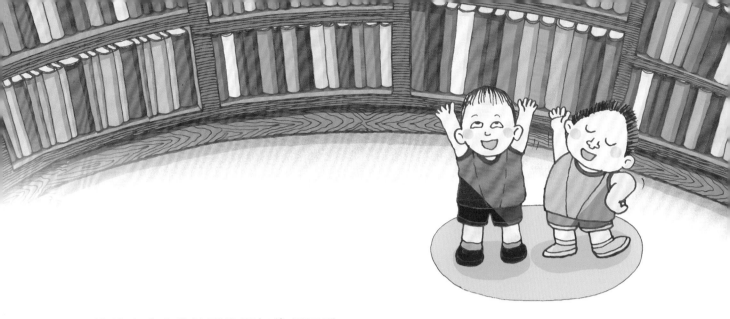

Q： 接种流感疫苗的副作用好像很严重?

A： 流感疫苗的副作用大多数是局部酸痛，有时会有类似流感的症状，如疲倦或发热。严重的副作用如立即性过敏反应，甚至过敏性休克等，若不幸发生，通常会在接种后数分钟至数小时内出现症状，但概率极低。其他曾被零星报道过的不良事件，包括神经系统症状与血液系统症状等，少有确切统计数据证明与接种流感疫苗有关。

Q： 哪些人不适合接种流感疫苗呢?

A： 目前已知对"蛋"过敏者、对疫苗成分过敏者，以及过去注射曾经发生严重不良反应者，不适合接种流感疫苗。患者有其他疾病的，需经过医生允许后方可接种。

正确服用抗流感药物

Q： 万一得了流感，是不是一定要服用抗流感病毒药物如磷酸奥司他韦等?

A： 非住院患儿居家隔离，保持房间通风。充分休息，多饮水，饮食应当易于消化和富有营养。密切观察病情变化，流感病毒感染高危人群容易引发重症流感，尽早进行抗流感病毒治疗可减轻流感症状，缩短流感病程，降低重症流感的病死率。对于确诊流感的患儿在医师指导下，争取在发病 48 小时内进行抗病毒治疗。

　　虽然流感流行期间传染力很强，不过大部分感染流感的孩子症状较轻，家长们也不用太担心。维持健康与良好的生活习惯，是预防病毒入侵的重要法则。万一有流感症状，请立即就医，寻求进一步诊治，以减少并发症的发生。

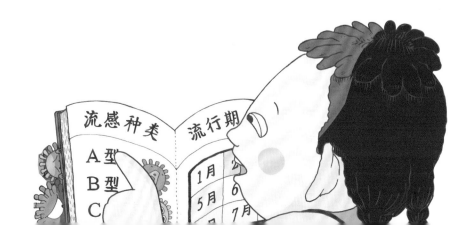

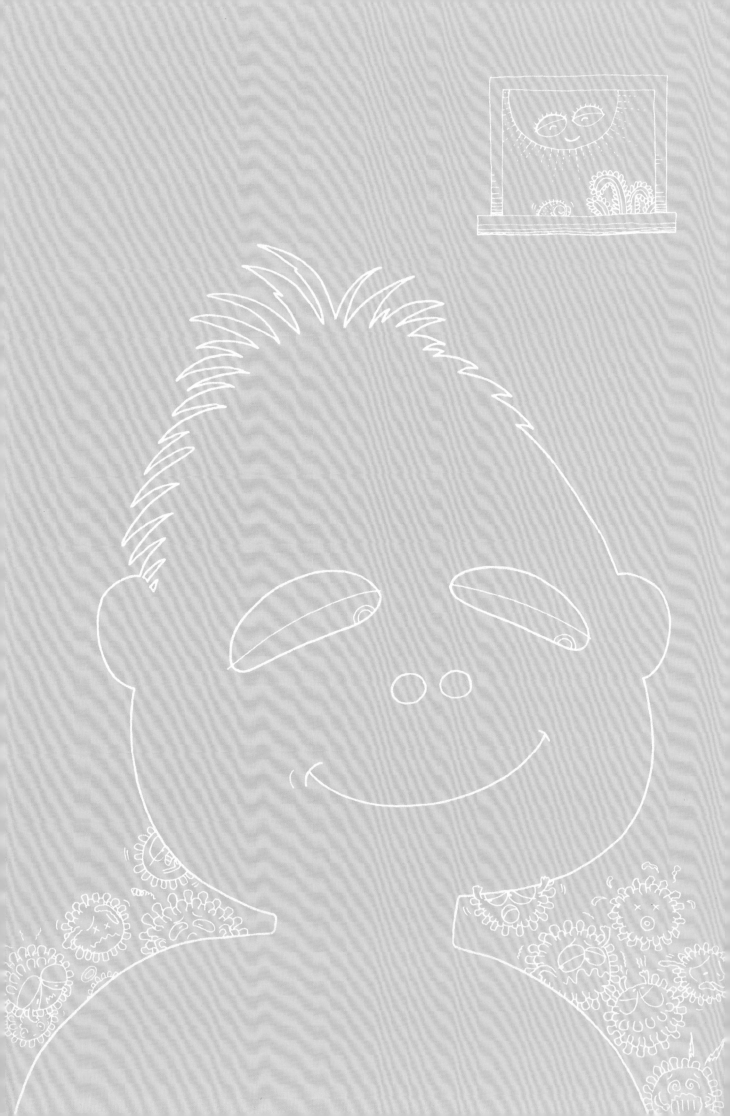